BEI GRIN MACHT SICH IHR WISSEN BEZAHLT

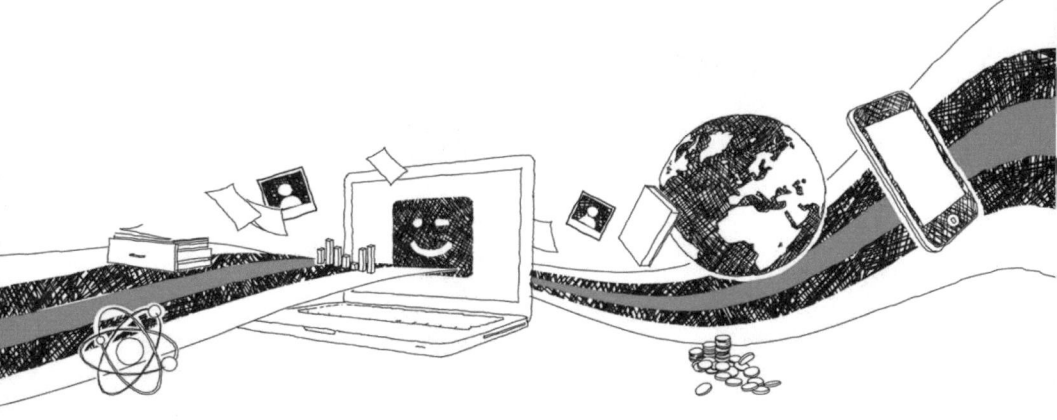

- Wir veröffentlichen Ihre Hausarbeit,
  Bachelor- und Masterarbeit

- Ihr eigenes eBook und Buch -
  weltweit in allen wichtigen Shops

- Verdienen Sie an jedem Verkauf

Jetzt bei www.GRIN.com hochladen und kostenlos publizieren

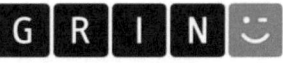

Ausdauertraining für eine Person mit mindestens 12 Monaten Ausdauertrainingserfahrung

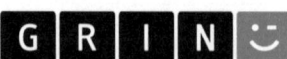

Bibliografische Information der Deutschen Nationalbibliothek:

Die Deutsche Nationalbibliothek verzeichnet diese Publikation in der Deutschen Nationalbibliografie; detaillierte bibliografische Daten sind im Internet über http://dnb.d-nb.de abrufbar.

ISBN: 9783389025956
Dieses Buch ist auch als E-Book erhältlich.

© GRIN Publishing GmbH
Trappentreustraße 1
80339 München

Alle Rechte vorbehalten

Druck und Bindung: Books on Demand GmbH, Norderstedt Germany
Gedruckt auf säurefreiem Papier aus verantwortungsvollen Quellen

Das vorliegende Werk wurde sorgfältig erarbeitet. Dennoch übernehmen Autoren und Verlag für die Richtigkeit von Angaben, Hinweisen, Links und Ratschlägen sowie eventuelle Druckfehler keine Haftung.

Das Buch bei GRIN: https://www.grin.com/document/1477181

Deutsche Hochschule für
Prävention und Gesundheitsmanagement
Hermann-Neuberger-Sportschule 3
66123 Saarbrücken

Hausarbeit

Studiengang	**BGM- Bachelor of Arts Gesundheitsmanagement**
Studienmodul	**Trainingslehre 2**
Datum Präsenzphase (siehe Ergebnisdokumentation)	**24.4.23-26.4.23**
Aufgabe	**Erstellen Sie für eine Person mit mindestens 12 Monaten Ausdauertrainingserfahrung eine Trainingsplanung für das Ausdauertraining**

Inhaltsverzeichnis

1 Teilaufgabe 1 – Diagnose

1.1 Allgemeine und biometrische Daten

Zu Beginn werden die allgemeinen und biometrischen Daten der Person in einem Eingangsgespräch aufgenommen. Anhand dieser Daten ist eine Grundlage für die Trainingsplanung gegeben und somit die Erstellung eines individuellen Trainingsplans möglich. In folgender Tabelle sind die aufgenommenen Daten dargestellt.

Tabelle 1: Allgemeine Daten (eigene Darstellung)

Alter	28 Jahre
Geschlecht	Weiblich
Körpergröße	1,69 m
Gewicht	65 kg
Trainingsmotive	1.Verbesserung der Fitness (Ausdauerleistungsfähigkeit) 2. Laufdistanz steigern (Aktuell 10km am Stück mit Pace 6:00 min/km) Person hat den Wunsch nächstes Jahr an einem Halbmarathon mitzulaufen 3. Ausgleich von beruflicher Tätigkeit
Berufliche Tätigkeit	Bürotätigkeit; hauptsächlich sitzend, mind. 6 Stunden am Tag
Frühere/aktuelle sportliche Aktivitäten	Aktuell: Seit 13 Monaten 3-mal die Woche für eine Stunde Joggen + 2-mal die Woche für eine halbe Stunde Krafttraining. Das Krafttraining wird an das Ausdauertraining angehängt. Moderate Intensität
Zeitlicher Verfügungsrahmen	3–4-mal die Woche für je 90 Minuten
Leistungsstufe	Fortgeschritten
Orthopädische Probleme	Keine
Internistische Probleme	Keine
Ärztliche Behandlungen	Keine
Einnahme von Medikamenten	Keine
Sonstige gesundheitliche Einschränkungen	Keine

Tabelle 2: Biometrische Daten (eigene Darstellung)

Blutdruck	128/82 mmHg
Bewertung Blutdruck	Im „normalen" Bereich; Verbesserung auf Optimalbereich möglich
Normwerte Blutdruck	In Tabelle 3 nachzulesen
Ruhepuls	64 Schläge/Minute
Bewertung Ruhepuls	Im Durchschnittsbereich
Normwerte Ruhepuls	In Tabelle 4 nachzulesen

Tabelle 3: Blutdruckklassifikationen der American Heart Association (modifiziert nach Mancia et al., 2013, S. 1286)

Bewertungsstufen	Systolischer Blutdruck	Diastolischer Blutdruck
Normblutdruck (Normotonie)		
optimal	<120 mmHg	<80 mmHg
normal	<130 mmHg	<85 mmHg
hochnormal	130-139 mmHg	85-89 mmHg
Bluthochdruck (arterielle Hypertonie)		
Stufe 1	140-159 mmHg	90-99 mmHg
Stufe 2	160-179 mmHg	100-109 mmHg
Stufe 3	>180 mmHg	>110 mmHg

Tabelle 4: Ruhepuls (nach Weineck, 2003, S.50, eigene Darstellung)

Ruhepuls	Bewertung
60-80 S/min	Durchschnittsbürger
> 70 S/min	Frauen
50-60 S/min	Trainierte Sportler
< 50 S/min	Leistungssportler

1.2 Leistungsdiagnostik/Ausdauertestung

Die erhobenen Daten des Eingangsgesprächs schließen gesundheitliche Risiken aus. Folglich kann nun ein Ausdauertest durchgeführt werden, um den aktuellen Leistungszustand der Person zu bestimmen.

Als Testgerät dient das Fahrradergometer. Dieses Gerät weist viele Vorteile auf. Die Belastung ist exakt dosierbar und für alle Personengruppen geeignet. Dank des Vorhandenseins abgesicherter Normwerttabellen kann das Testergebnis bezüglich der Ausdauerleistungsfähigkeit der Person als wissenschaftlich korrekt angesehen werden.

1.2.1 Begründung zur Auswahl des Ausdauertest

Für das Fahrradergometer stehen verschiedene Ausdauertests zur Verfügung.

Der WHO-Test ist aufgrund seiner geringen Einstiegsbelastung (25 Watt) und der geringen Belastungssteigerungen (25 Watt) alle 2 Minuten für leistungsschwächere, untrainierte, ältere oder übergewichtige Personen geeignet.

Der Vita-Maxima-Test gilt als Ausbelastung- bzw. Maximaltest. Er weist eine höhere Einstiegsbelastung (50 Watt) und höhere Belastungssteigerungen auf. Da hier sehr schnell hohe Wattzahlen erreicht werden, ist dieser Test für sehr leistungsstarke Ausdauersportler bzw. Leistungssportler geeignet.

Auch der Wingate-Test treibt die Testpersonen innerhalb kürzester Zeit (30 Sekunden) an das Maximum der Kräfte und sollte ebenfalls nur für Ausdauersportler bzw. Leistungssportler verwendet werden.

Für die Person wird der submaximale Stufentest nach dem Belastungsschema von Hollmann & Venrath (H&V-Test) gewählt. Der Hollmann & Venrath-Test startet mit einer Einstiegsbelastung von 30 Watt. Die Wattzahl wird alle 3 Minuten um 40 Watt gesteigert.

Aufgrund der bereits seit 13 Monaten regelmäßig stattfindenden Ausdaueraktivität (Joggen) wird die Ausdauerleistungsfähigkeit der Person als durchschnittlich bis gut trainiert eingeschätzt. Eine Belastbarkeit von ≥ 150 Watt ist zu erwarten.

Das Testprofil mit den wichtigsten Daten und das Testprotokoll folgen in den untenstehenden Tabellen.

1.2.2   Testprofil und Durchführung des Hollmann & Venrath-Test

Tabelle 5: Testprofil Hollmann & Venrath-Test (H&V-Test) (eigene Darstellung)

Eingangsbelastung	30 Watt
Stufendauer	3 Minuten
Belastungssteigerung	40 Watt
Trittfrequenz	60-80 U/min
Pulsobergrenze	180-Lebensalter
Testgröße	Wattzahl der letzten Stufe (zeitinterpoliert)
Normbewertung	Relative Watt-Soll-Leistung - Watt/kg KG

Vor der Durchführung des Tests muss eine Pulsobergrenze festgelegt werden. Diese Grenze erhalten wir mit der Berechnung 180-Lebensalter (kurz: LA). Diese Berechnung ist bei submaximalen Stufentests zulässig und bietet uns eine schnell zu berechnende Grenze. Für die Person ergibt sich somit eine Pulsobergrenze von 152 S/min.

Wird diese Grenze überschritten oder treten andere Komplikationen auf (Schwindel, Übelkeit etc.) oder ein untypisches Blutdruckverhalten wird der Test abgebrochen.

In folgender Tabelle wird das Testprotokoll aufgeführt.

Tabelle 6: Testprotokoll H&V-Test (eigene Darstellung)

Zeit	Watt	Herzfrequenz 1 (Hf1)	Herzfrequenz 2 (Hf2)	Herzfrequenz 3 (Hf3)
0-3 Minuten	30 Watt	76 S/min	83 S/min	88 S/min
4-6 Minuten	70 Watt	92 S/min	98 S/min	102 S/min
7-9 Minuten	110 Watt	108 S/min	113 S/min	121 S/min
10-12 Minuten	150 Watt	128 S/min	133 S/min	140 S/min
13-15 Minuten	190 Watt	146 S/min	151 S/min	156 S/min
Watt gesamt	190 Watt			
Watt/kg KG	2,92 Watt/kg KG (190 Watt ÷ 65)			

Die Herzfrequenz wird nach jeder Minute gemessen und in das Testprotokoll eingetragen.

Nach der 15. Minute kommt es zum Testabbruch, da die erreichte Pulsobergrenze von 152 S/min überschritten wurde. Die Person hat fünf Belastungsstufen vollständig durchfahren. Anhand des Testprotokolls wird die relative Watt-Soll-Leistung in Watt/kg KG errechnet.

In diesem Fall erhalten wir ein Ergebnis von 2,92 Watt/kg KG.

Die Bewertung des Ergebnisses erfolgt mit folgender Normwerttabelle und ermöglicht einen interindividuellen Leistungsvergleich.

Tabelle 7: Normtabelle - Relative Watt-Soll-Leistung (Watt pro kg) bei Frauen (modifiziert nach IPN, 2004, S.8)

Alter / Intensität	<30	30-34	35-39	40-44	45-49	50-54	55-59	>60	Bewertung
0,50	1,15	1,09	1,04	0,98	0,92	0,86	0,81	0,75	☹☹
0,51	1,2	1,14	1,08	1,02	0,96	0,90	0,84	0,78	☹☹
0,52	1,25	1,19	1,13	1,06	1,00	0,94	0,88	0,81	☹☹
0,53	1,3	1,24	1,17	1,11	1,04	0,98	0,91	0,85	☹☹
0,54	1,35	1,28	1,22	1,15	1,08	1,01	0,95	0,88	☹☹
0,55	1,40	1,33	1,26	1,19	1,12	1,05	0,98	0,91	☹
0,56	1,45	1,38	1,31	1,23	1,16	1,09	1,02	0,94	☹
0,57	1,50	1,43	1,35	1,28	1,20	1,13	1,05	0,98	☹
0,58	1,55	1,47	1,40	1,32	1,24	1,16	1,09	1,01	☹
0,59	1,60	1,52	1,44	1,36	1,28	1,20	1,12	1,04	☹
0,6	1,70	1,62	1,53	1,45	1,36	1,28	1,19	1,11	Ø
0,61	1,80	1,71	1,62	1,53	1,44	1,35	1,26	1,17	Ø
0,62	2,00	1,90	1,80	1,70	1,60	1,50	1,40	1,30	Ø
0,63	2,10	2,00	1,89	1,79	1,68	1,58	1,47	1,37	☺
0,64	2,30	2,19	2,07	1,96	1,84	1,73	1,61	1,50	☺
0,65	2,40	2,28	2,16	2,04	1,92	1,80	1,68	1,56	☺
0,66	2,60	2,47	2,34	2,21	2,08	1,95	1,82	1,69	☺☺
0,67	2,80	2,66	2,52	2,38	2,24	2,10	1,96	1,82	☺☺
0,68	3,00	2,85	2,70	2,55	2,40	2,25	2,10	1,95	☺☺
0,69	3,20	3,04	2,88	2,72	2,56	2,40	2,24	2,08	☺☺
0,70	3,40	3,23	3,06	2,89	2,72	2,55	2,38	2,21	☺☺

Die Normwerttabelle zeigt eine überdurchschnittlich gute Ausdauerleistungsfähigkeit der Person auf.

1.3 Gesundheits- und Leistungsstatus der Person

Die festgestellte hohe Ausdauerleistungsfähigkeit der Person und der gute Gesundheitszustand lassen eine gute Trainierbarkeit der Person zu. Die Trainingsplanung unterliegt keinen Einschränkungen und kann nun erfolgen.

2 Teilaufgabe 2 - Zielsetzung/Prognose

2.1 Zielsetzung

Tabelle 8: Ziele (Inhalt, Ausmaß, Zeit) (eigene Darstellung)

Ziele	Inhalt	Ausmaß	Zeit
Ziel 1	Verbesserung im submaximalen Test (H&V-Test)	Relative Watt-Soll-Leistung steigern auf 3,00 Watt/kg KG	In 12 Wochen
Ziel 2	Senkung des Blutdruckes	5 mmHg systolisch und 5 mmHg diastolisch	In 12 Wochen
Ziel 3	Steigerung der Laufdistanz	15km am Stück schaffen (Pace bleibt bei 6:00 min/km)	In 12 Wochen

2.2 Begründung der Zielsetzung

2.2.1 Begründung Ziel 1

Die Person gab im Eingangsgespräch an, dass Sie Ihre körperliche Fitness verbessern möchte. Diesbezüglich versuchen wir die Wattleistung des Kunden im H&V-Test zu steigern. Erreicht die Person eine höhere Wattzahl, so kann man von einem höheren Watt/kg KG-Wert ausgehen (wenn Gewicht der Person konstant bleibt) und folglich einer verbesserten Ausdauerleistungsfähigkeit.

Außerdem ist die Verbesserung im Re-Test ein optimales Mittel, um den Fortschritt sichtbar zu machen. Sowohl für den Kunden als auch den Trainer. Eine Motivationssteigerung ist dann zu erwarten.

2.2.2 Begründung Ziel 2

Herz-Kreislauf-Erkrankungen gehören zu den häufigsten Todesursachen in Deutschland. Im Jahre 2021 waren 33% aller Todesfälle darauf zurückzuführen (Statistisches Bundesamt [Destatis], 2022). Um eine normale Funktion des Herz-Muskels gewährleisten zu können und präventiv gegen Herz-Kreislauf-Erkrankungen (Herzinfarkt etc.) vorzugehen, ist die Senkung des Blutdruckes in den „optimalen Normbereich" ein wichtiges Ziel.

2.2.3 Begründung Ziel 3

Die Person möchte nächstes Jahr an einem Halbmarathon teilnehmen. Um sie auf die Distanz von 21 km vorzubereiten, wird die Laufdistanz bei gleichbleibender Pace sukzessive erhöht.

3 Trainingsplanung Mesozyklus

3.1 Grobplanung Mesozyklus

Tabelle 9: Grobplanung Mesozyklus (eigene Darstellung)

Mesozyklusdauer	8 Wochen
Trainingsziele bzw. Trainingsbereiche	• Stabilisierung und Verbesserung der Grundlagenausdauer (GA1) • Weiterentwicklung Grundlagenausdauer auf höheres Niveau (GA2) • Regeneration und Kompensation (REKOM)
Belastungsumfang/Woche	• 110-230 min
Trainingsmethoden	• Extensive Dauermethode (ext. DM) • Variable Dauermethode (var. DM) • Intensive Dauermethode (int. DM)
Trainingsintensitäten	• 50-75% Hf_{max} (ext. DM) • 70-85% Hf_{max} (var. DM) • 80-85% Hf_{max} (int. DM)
Trainingshäufigkeit/Woche	• 3-4-mal
Dauer pro Trainingseinheit	• 25-75 Min. (ext. DM) • 30-70 Min. (var. DM) • 30-60 Min. (int. DM)
Trainingsgeräte	• Fahrrad • Laufband (Joggen) • Crosstrainer

3.2 Detailplanung Mesozyklus

Zu Beginn der Trainingsplanung wird die Trainingsherzfrequenz (THf) festgelegt.

Dies geschieht mit der Formel des American College of Sports Medicine (ACSM).

$THf = Hf_{max}$ x Intensität (%)

Die Berechnung der Hf_{max} hängt von der ausgewählten Belastungsform ab.

Hf_{max} für Fahrrad = 200-LA

Hf_{max} für Laufband = 220-LA. Diese Berechnung wird auch für den Crosstrainer verwendet.

Anbei folgen die Tabellen zur Mesozyklusplanung.

Tabelle 10: Detailplanung Mesozyklus Woche 1 (eigene Darstellung)

Woche 1	Montag	Mittwoch	Freitag
Trainingsziel	GA1	GA1/GA2	GA1
Trainingsmethoden	Ext. DM	Var. DM	Ext. DM
Trainingsintensität	70-75% Hf$_{max}$	Ext.: 70-75% Hf$_{max}$ Int.: 75%-85% Hf$_{max}$	60-65% Hf$_{max}$
Trainingsherzfrequenz	134-144 S/min	Ext.: 134-144 S/min Int.: 144-163 S/min	103-112 S/min
Trainingsdauer	75 Min.	60 min (5:5)	45 min
Trainingsgerät	Laufband (Joggen)	Crosstrainer	Fahrrad

Tabelle 11: Detailplanung Mesozyklus Woche 2 (eigene Darstellung)

Woche 2	Montag	Mittwoch	Freitag	Sonntag
Trainingsziel	GA1	GA1/GA2	GA1	GA1
Tr.-Methode	Ext. DM	Var. DM	Ext. DM	Ext. DM
Tr.-Intensität	70-75% Hf$_{max}$	Ext.: 70-75% Hf$_{max}$ Int.: 75-85% Hf$_{max}$	70-75% Hf$_{max}$	60-65% Hf$_{max}$
Tr.-Hf	134-144 S/min	Ext.: 134-144 S/min Int.: 144-163 S/min	134-144 S/min	103-112 S/min
Tr.-Dauer	60 min	50 min. (5:5)	40 min	30 min
Tr.-Gerät	Laufband (Joggen)	Crosstrainer	Laufband (Joggen)	Fahrrad

Tabelle 12: Detailplanung Mesozyklus Woche 3 (eigene Darstellung)

Woche 3	Montag	Mittwoch	Freitag	Sonntag
Trainingsziel	GA1	GA1/GA2	GA1	GA1
Tr.-Methode	Ext. DM	Var. DM	Ext. DM	Ext. DM
Tr.-Intensität	70-75% Hf$_{max}$	Ext.: 70-75% Hf$_{max}$ Int.: 75-85% Hf$_{max}$	70-75% Hf$_{max}$	60-65% Hf$_{max}$
Tr.-Hf	134-144 S/min	144-163 S/min	134-144 S/min	103-112 S/min
Tr.-Dauer	60 min	50 min (5:5)	45 min	45 min
Tr.-Gerät	Laufband (Joggen)	Crosstrainer	Laufband (Joggen)	Fahrrad

Tabelle 13: Detailplanung Mesozyklus Woche 4 (eigene Darstellung)

Woche 4	Montag	Mittwoch	Freitag	Sonntag
Trainingsziel	GA1	GA1/GA2	GA1	GA1
Tr.-Methode	Ext. DM	Var. DM	Ext. DM	Ext. DM
Tr.-Intensität	70-75% Hf$_{max}$	Ext.: 70-75% Hf$_{max}$ Int.: 75-85% Hf$_{max}$	70-75% Hf$_{max}$	60-65% Hf$_{max}$
Tr.-Hf	134-144 S/min	Ext.: 134-144 S/min Int.: 144-163 S/min	134-144 S/min	103-112 S/min
Tr.-Dauer	30 min	30 min (7:3)	25 min	25 min
Tr.-Gerät	Laufband (Joggen)	Crosstrainer	Laufband (Joggen)	Fahrrad

Tabelle 14: Detailplanung Mesozyklus Woche 5 (eigene Darstellung)

Woche 5	Montag	Mittwoch	Freitag	Sonntag
Trainingsziel	GA1	GA1/GA2	GA2	GA1 (REKOM)
Tr.-Methode	Ext. DM	Var. DM	Int. DM	Ext. DM
Tr.-Intensität	70-75% Hf$_{max}$	Ext.: 70-75% Hf$_{max}$ Int.: 75-85% Hf$_{max}$	80-85% Hf$_{max}$	50-60% Hf$_{max}$
Tr.-Hf	134-144 S/min	Ext.: 134-144 S/min Int.: 144-163 S/min	154-163 S/min	86-103 S/min
Tr.-Dauer	70 min	60 min (5:5)	45 min	30 min
Tr.-Gerät	Laufband (Joggen)	Crosstrainer	Laufband (Joggen)	Fahrrad

Tabelle 15: Detailplanung Mesozyklus Woche 6 (eigene Darstellung)

Woche 6	Montag	Mittwoch	Freitag	Sonntag
Trainingsziel	GA1	GA1/GA2	GA2	GA1 (REKOM)
Tr.-Methode	Ext. DM	Var. DM	Int. DM	Ext. DM
Tr.-Intensität	70-75% Hf$_{max}$	Ext.: 70-75% Hf$_{max}$ Int.: 75-85% Hf$_{max}$	80-85% Hf$_{max}$	50-60% Hf$_{max}$
Tr.-Hf	134-144 S/min	Ext.: 134-144 S/min Int.: 144-163 S/min	154-163 S/min	86-103 S/min
Tr.-Dauer	60 min	70 min (5:5)	45 min	30 min
Tr.-Gerät	Laufband (Joggen)	Crosstrainer	Laufband (Joggen)	Fahrrad

Tabelle 16: Detailplanung Mesozyklus Woche 7 (eigene Darstellung)

Woche 7	Montag	Mittwoch	Freitag	Sonntag
Trainingsziel	GA1	GA1/GA2	GA2	GA1 (REKOM)
Tr.-Methode	Ext. DM	Var. DM	Int. DM	Ext. DM
Tr.-Intensität	70-75% Hf$_{max}$	Ext.: 70-75% Hf$_{max}$ Int.: 75-85% Hf$_{max}$	80-85% Hf$_{max}$	50-60% Hf$_{max}$
Tr.-Hf	134-144 S/min	Ext.: 134-144 S/min Int.: 144-163 S/min	154-163 S/min	86-103 S/min
Tr.-Dauer	70 min	70 min (5:5)	60 min	30 min
Tr.-Gerät	Laufband (Joggen)	Crosstrainer	Laufband (Joggen)	Fahrrad

Tabelle 17: Detailplanung Mesozyklus Woche 8 (eigene Darstellung)

Woche 8	Montag	Mittwoch	Freitag	Sonntag
Trainingsziel	GA1	GA1/GA2	GA2	GA1 (REKOM)
Tr.-Methode	Ext. DM	Var. DM	Int. DM	Ext. DM
Tr.-Intensität	70-75% Hf$_{max}$	Ext.: 70-75% Hf$_{max}$ Int.: 75-85% Hf$_{max}$	80-85% Hf$_{max}$	50-60% Hf$_{max}$
Tr.-Herzfrequenz	134-144 S/min	Ext.: 134-144 S/min Int.: 144-163 S/min	154-163 S/min	86-103 S/min
Tr.-Dauer	35 min	30 min (7:3)	30 min	20 min
Tr.-Gerät	Laufband (Joggen)	Crosstrainer	Laufband (Joggen)	Fahrrad

3.3 Begründung zum Mesozyklus

3.3.1 Begründung zu den angesteuerten Trainingsbereichen

Im Mesozyklus werden die Trainingsbereiche Grundlagenausdauer 1 (GA1), Grundlagenausdauer 2 (GA2) und der Regenerations- und Kompensationsbereich (REKOM) angesteuert.

Der GA1-Bereich stabilisiert die bereits vorhandene Grundlagenausdauer (Eisenhut & Zintl, 2004, S. 128). Es ist wichtig, in diesem Bereich Reize zu setzen, um den aktuellen Leistungszustand zu festigen. Der Großteil des Trainings findet in diesem Bereich statt. Betrachtet man nun die Trainingsmotive bzw. die Wünsche des Kunden wird klar, dass es nicht nur ausreicht, die vorhandene Leistungsfähigkeit zu stabilisieren. Es muss auch eine Weiterentwicklung bzw. Verbesserung stattfinden. Für die Weiterentwicklung der Grundlagenausdauer sind die Trainingsreize im GA2-Bereich gesetzt (Eisenhut & Zintl, 2004, S. 128).

Der REKOM-Bereich dient der Erholung/Regeneration. Sowohl physisch als auch psychisch. Im vorliegenden Trainingsplan kommt dieser Trainingsbereich mit einer Intensität von 50-60% Hf$_{max}$, erst nach einer intensiven Belastung vor (ab Woche 5).

3.3.2 Begründung zu den ausgewählten Trainingsmethoden

Für den Mesozyklus werden die extensive Dauermethode, die intensive Dauermethode und die variable Dauermethode genutzt.

Die extensive Dauermethode soll das aktuelle Leistungsniveau der Person stabilisieren (Eisenhut & Zintl, 2004, S.117). Damit ist eine gute Grundlage für intensivere Trainingsreize gegeben.

Die ext. DM wird auch für die Regenerationsbeschleunigung (Dauer der Einheit 20-40 Minuten) genutzt (Eisenhut & Zintl, 2004, S.119). Unabhängig vom aktuellen Leistungsstand der Person ist diese Methode der Schwerpunkt in jedem Mikrozyklus.

Liegt eine stabile Ausgangslage vor, kann die Weiterentwicklung der Grundlagenausdauer angestrebt werden. Da die Person bereits mit einer überdurchschnittlich guten Ausdauerleistungsfähigkeit startet (siehe Ergebnis des H&V-Test) wird bereits in der ersten Woche die variable Dauermethode eingesetzt. Die variable Dauermethode erweitert die aerobe Kapazität und erhöht die Belastungsverträglichkeit, vor allem bei Langzeitbelastungen (Eisenhut & Zintl, 2004, S.117). Dies nützt dem Kundenwunsch und auch dem Trainingsziel 3, um die Teilnahme am Halbmarathon möglich zu machen. Dank des Wechsels zwischen intensiven und extensiven Belastungen dient diese Methode dem langsamen Heranführen an die Intensität der intensiven Dauermethode. Die variable DM ist in jeder Woche ein wesentlicher Bestandteil.

Ab Woche 5 nimmt die intensive Dauermethode einen Platz im Trainingsplan ein. Die Methode gehört zum GA2-Bereich (Eisenhut & Zintl, 2004, S.128). Ziel dieser Methode ist die Erweiterung der aeroben Kapazität und die Stabilisierung der Bewegungstechnik (Eisenhut & Zintl, 2004, S. 120). Diese Stabilisierung hilft der Person ebenfalls, um eine gute Technik für den Halbmarathon zu trainieren. Auch die Entwicklung des Herz-Kreislauf-Systems wird durch das Training mit hohen Intensitäten hervorgerufen (Eisenhut & Zintl, 2004, S. 119). Für Ziel 2 ist dies ein wichtiger Bestandteil.

3.3.3 Begründung zum angestrebten wöchentlichen Belastungsumfang

Im Eingangsgespräch gab die Person an, dass Sie 3-mal-wöchentlich eine Stunde Joggen geht. Dies ergibt eine wöchentliche Gesamtbelastung von 180 Minuten. Das 2-mal-wöchentlich stattfindende Krafttraining wird hier nicht berücksichtigt. Mit diesen 180 Minuten wird begonnen. Der wöchentliche Belastungsumfang erhöht sich nach dem Grundsatz der Belastungsprogression, der im nachfolgenden Unterkapitel näher erläutert wird. Für den wöchentlichen Belastungsumfang wurde darauf geachtet, dass der Großteil im

GA1-Bereich liegt und auch ein Belastungsschema von 2:1 bzw. 3:1 beachtet wird. Somit ist die letzte Trainingseinheit eines Mikrozyklus die mit der geringsten Intensität.

Betrachtet man nun den gesamten Mesozyklus ist ersichtlich, dass die Woche 4 und Woche 8 eine enorme Reduzierung des Belastungsumfanges aufweisen. Dies liegt ebenfalls an der Berücksichtigung des Be-und Entlastungsverhältnisses von 3:1.

Nach Eisenhut und Zintl (2004, S.26) ist ein entlastender Mikrozyklus nach dreiwöchiger progressiver Belastungssteigerung notwendig, um Adaptionsprozesse zu erleichtern.

3.3.4   Begründung zur Belastungsprogression

„Da der Organismus die Fähigkeit zur Anpassung besitzt, werden Trainingsbelastungen, die über längere Zeit konstant bleiben, trainingsunwirksam" (Eisenhut & Zintl, 2004, S.18). Dementsprechend ist es notwendig, die Belastungskomponenten anzupassen. Nur so ist die Entstehung weiterer Adaptionen gegeben. Der Grundsatz ist die progressive Belastungssteigerung. Es kommt zu einer Änderung der Belastungsparameter in folgender Reihenfolge: Erhöhung der Trainingshäufigkeit, Erhöhung des Trainingsumfanges und anschließend die Erhöhung der Trainingsintensität (Eisenhut & Zintl, 2004, S. 18-19).

Woche 1 des vorliegenden Trainingsplans beginnt mit 3 Einheiten pro Woche, da dies die Trainingshäufigkeit ist, mit der die Person bereits vorher gearbeitet hat. In Woche 2 kommt es zu einer Erhöhung der Häufigkeit auf 4 Trainingseinheiten pro Woche. Der Umfang bleibt gleich. Dies entspricht sowohl dem zeitlichen Verfügungsrahmen der Person (siehe Tabelle 1), als auch dem Grundsatz der Belastungsprogression. Da eine weitere Steigerung der Häufigkeit nicht mehr möglich ist, wird ab Woche 3 der Umfang gesteigert. Um ein Be-und Entlastungsverhältnis von 3:1 einzuhalten, wie bereits in vorheriger Begründung genannt, folgt nun (Woche 4) ein entlastender Mikrozyklus.

Ab Woche 5 beginnt dieses Schema erneut, nur diesmal startet Woche 5 mit einer insgesamt gesteigerten Intensität mit der Einplanung der intensiven Dauermethode. Die Steigerung des Umfanges erfolgt in den folgenden Wochen ebenfalls immer unter Einbehaltung des 3:1-Verhältnisses.

Dieser Trainingsplan wurde unter Betrachtung des zeitlichen Verfügungsrahmens und des Grundsatzes der Belastungsprogression erstellt.

3.3.5 Begründung zu den ausgewählten Ausdauergeräten bzw. Bewegungsformen

Der Großteil der Trainingseinheiten wird auf dem Laufband geplant. Da die Person bereits seit 13 Monaten Joggen geht, besitzt Sie genug Erfahrung, um dieses doch anspruchsvolle Gerät in Bezug auf den Bewegungsablauf zu nutzen. Das Laufband hat einen hohen kardiopulmonalen Trainingseffekt. Dies ist ideal für das Herz-Kreislauf-System und die Ausdauerleistungsfähigkeit. Somit sind mehrere Trainingsziele abgedeckt.

Auch der Crosstrainer stellt mit intensivem Armeinsatz eine hohe Anforderung an das kardiopulmonale System und ermöglicht ein Erreichen der Ziele.

Das Laufband und der Crosstrainer halten den ganzen Körper in Bewegung und sind der perfekte Ausgleich zu der hauptsächlich sitzenden beruflichen Tätigkeit der Person.

Auf dem Fahrrad ist ein geringerer Muskelanteil beteiligt. Die Anforderungen an das Herz-Kreislauf-System sind hier deutlich geringer. Aufgrund dessen wird dieses Gerät für die Entlastungseinheiten innerhalb des Mikrozyklus verwendet.

4 Literaturrecherche

Effekte des Ausdauertrainings bei arterieller Hypertonie

Tabelle 18: Literaturrecherche 1 (eigene Darstellung)

Wer hat die Studie durchgeführt?	Ketelhut RG, Franz IW, Scholze J
Publikationsjahr?	2004
Forschungsfrage	Wie ist der Langzeiteffekt von regelmäßigem, aeroben Training auf den Blutdruck in Ruhe und unter Belastung.
Versuchspersonen	10 Personen mit Bluthochdruck (Alter 43 +/- 3 Jahre). Bluthochdruck erst vor kurzem diagnostiziert. Entweder lag eine leichte Hypertonie in Ruhe vor (systolischer Blutdruck 130-159 mmHg und/oder diastolischer Blutdruck von 85-99 mmHg) oder ein erhöhter Druck während ergometrischer Tests (systolisch über 200 mmHg und/oder diastolisch über 100 mmHg) bei 100 Watt an zwei separaten Tagen. Personen erhielten keine medikamentöse Behandlung, hatten einen sitzenden Lebensstil und Bewegungsmangel.
Versuchsaufbau	Die Personen trainierten wöchentlich 2x 60 Minuten (aerobes Training). Der Blutdruck wurde sowohl in Ruhe bestimmt als auch während der Ergometrie (50-100 Watt) Die Belastung begann bei 50 Watt und wurde jede Minute um 10 Watt erhöht bis zu einem Maximum von 100 Watt. Messung des Blutdruckes jede Minute am Ende einer Belastungsphase und 5 Minuten nach dem Belastungstest in der Ruhephase. Die Testungen wurden nach 6 Monaten, 18 Monaten und 3 Jahren wiederholt.
Ergebnisse	Nach 6 Monaten kam es bereits zu einer Senkung des Blutdruckes während der Belastung (100 Watt) von 184 (+/-10) / 107 (+/-6) mmHg auf 170 (+/-10) / 100 (+/-7) mmHg. Nach insgesamt 18 Monaten Training sank der Blutdruck weiter. Während der Ergometrie (100 Watt) vom Ausgangswert: 184 (+/-10) / 107 (+/-6) auf 172 (+/-8) / 96 (+/-6) mmHg. Und in Ruhe von 139 (+/-9) /96 (+/-6) mmHg auf 133 (+/-14) / 91 (+/-7) mmHg. Ebenfalls der Blutdruck in Ruhe nahm ab. Von 139 (+/-9) / 96 (+/-6) mmHg auf 133 (+/-14) / 91 (+/-7) mmHg. Nach 3 Jahren konnte eine erneute Senkung des Blutdruckes festgestellt werden. In Ruhe auf 130 (+/-13) / 87 (+/-7) mmHg und während der Ergometrie auf 167 (+/-9) / 92 (+/-6) mmHg.
Schlussfolgerungen	Ein regelmäßiges, aerobes Training führt zu einer kontinuierlichen und langfristigen Senkung des Blutdruckes, sowohl in Ruhe als auch während einer Belastung. Die Wirkung ist mit einer medikamentösen Therapie vergleichbar.

Tabelle 19: Literaturrecherche 2 (eigene Darstellung)

Wer hat die Studie durchgeführt?	Tsai JC; Yang HY; Wang WH; Hsieh MH; Chen PT; Kao CC; Kao PF; Wang CH; Chan P
Publikationsjahr	2004
Forschungsfrage	Auswirkungen eines regelmäßigen Ausdauertrainings auf den Blutdruck und die Lebensqualität.
Versuchspersonen	Patienten mit leichtem bis mittelschwerem Bluthochdruck (systolischer Blutdruck 140-180 mmHg oder diastolischer Blutdruck 90-100 mmHg)
Versuchsaufbau	Die Patienten wurden per Zufallsprinzip in eine Gruppe mit mäßig intensivem Ausdauertraining (3 Einheiten/Woche über 10 Wochen) oder in eine Kontrollgruppe ohne Ausdauertraining eingeteilt. Lebensqualität wurde mit dem Short Form 36-item Health survey (SF-36) zu Beginn, nach 6 und nach 10 Wochen erfasst.
Ergebnisse	102 Probanden schlossen die Studie ab (davon 47 männlich, Durchschnittsalter 47 Jahre). Nach 10 Wochen war die Senkung des Blutdruckes in der Übungsgruppe im Vergleich zum Ausgangswert signifikant (-13,1/-6,3 mmHg). Die Änderung des Blutdruckes in der Kontrollgruppe war wie folgt: -1,5/+6,0 mmHg. Übungsgruppe zeigte ebenfalls einen Anstieg der körperlichen Leistungsfähigkeit von 8,2 +/- 1,6 auf 10,8 +/- 2,2 METS und höhere Werte auf 7 von 8 Unterskalen des SF-36.
Schlussfolgerungen	Die Durchführung eines regelmäßigen Ausdauertrainings verbessert den Blutdruck und folglich auch die Lebensqualität von Bluthochdruckpatienten

5   Literaturverzeichnis

Eisenhut, A. & Zintl, F. (2004). *Ausdauertraining. Grundlagen, Methoden, Trainings-steuerung* (Sportwissen, 6., überarbeitete Aufl.). München: BLV.

Institut für Prävention und Nachsorge. (2004). IPN-Test® – Ausdauertest für den Fit-ness- und Gesundheitssport. Köln: Institut für Prävention und Nachsorge (IPN).

Ketelhut, R G., Franz, I W. & Scholze, J. (2004). Regular exercise as an effective ap-proach in antihypertensive therapy. *Medicine and science in sports and exercise*, 36 (1), 4-8.

Mancia, G., Fagard, R., Narkiewicz, K., Redòn, J., Zanchetti, A., Böhm, M. et al. (2013). 2013 ESH/ESC Guidelines for the management of arterial hypertension. The task force for the management of arterial hypertension of the European Society of Hypertension (ESH) and of the European Society of Cardiology (ESC). *Journal of hypertension*, 31 (7), 1281–1357.

Statistisches Bundesamt (Hrsg.). (2022). *Todesursachenstatistik 2021*. Zugriff am 02.05.2023. Verfügbar unter https://www.destatis.de/DE/Presse/Pressemitteilun-gen/2022/12/PD22_544_23211.html

Tsai, J C., Yang, H Y., Wang, W H., Hsieh, M H., Chen, P T., Kao, C C. et al. (2004). The beneficial effect of regular endurance exercise training on blood pressure and quality of life in patients with hypertension. *Clinical and Experimental Hyperten-sion,* 26 (3), 255-265.

Weineck, J. (2003). *Ausdauertraining. Trainingssteuerung über die Herzfrequenz- und Milchsäurebestimmung*. Balingen: Spitta.

6 Abbildungs- und Tabellenverzeichnis

6.1 Tabellenverzeichnis